86
Td 254.

ERREURS ET PRÉJUGÉS

RELATIFS

A LA FOLIE,

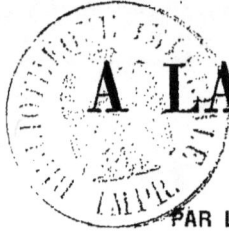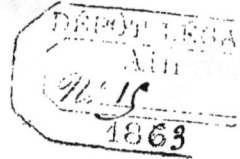

PAR LE Dʳ BERTHIER,

Lauréat-Correspondant de la Société Médico-Psychologique de Paris, Membre correspondant de l'Académie des Sciences et Lettres de Montpellier, de l'Académie impériale de Savoie, de la Société de Médecine pratique de Paris, des Sociétés de Médecine de Lyon, Rouen, Chambéry, etc., Membre du Conseil d'hygiène et de salubrité publiques du département de l'Ain.

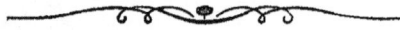

BOURG-EN-BRESSE,

IMPRIMERIE DE MILLIET-BOTTIER.

SE VEND :

A BOURG,
CHEZ FR. MARTIN, LIBRAIRE.

A LYON, CHEZ SAVY, LIBRAIRE.
A PARIS, CHEZ SAVY, RUE HAUTEFEUILLE.

1863.

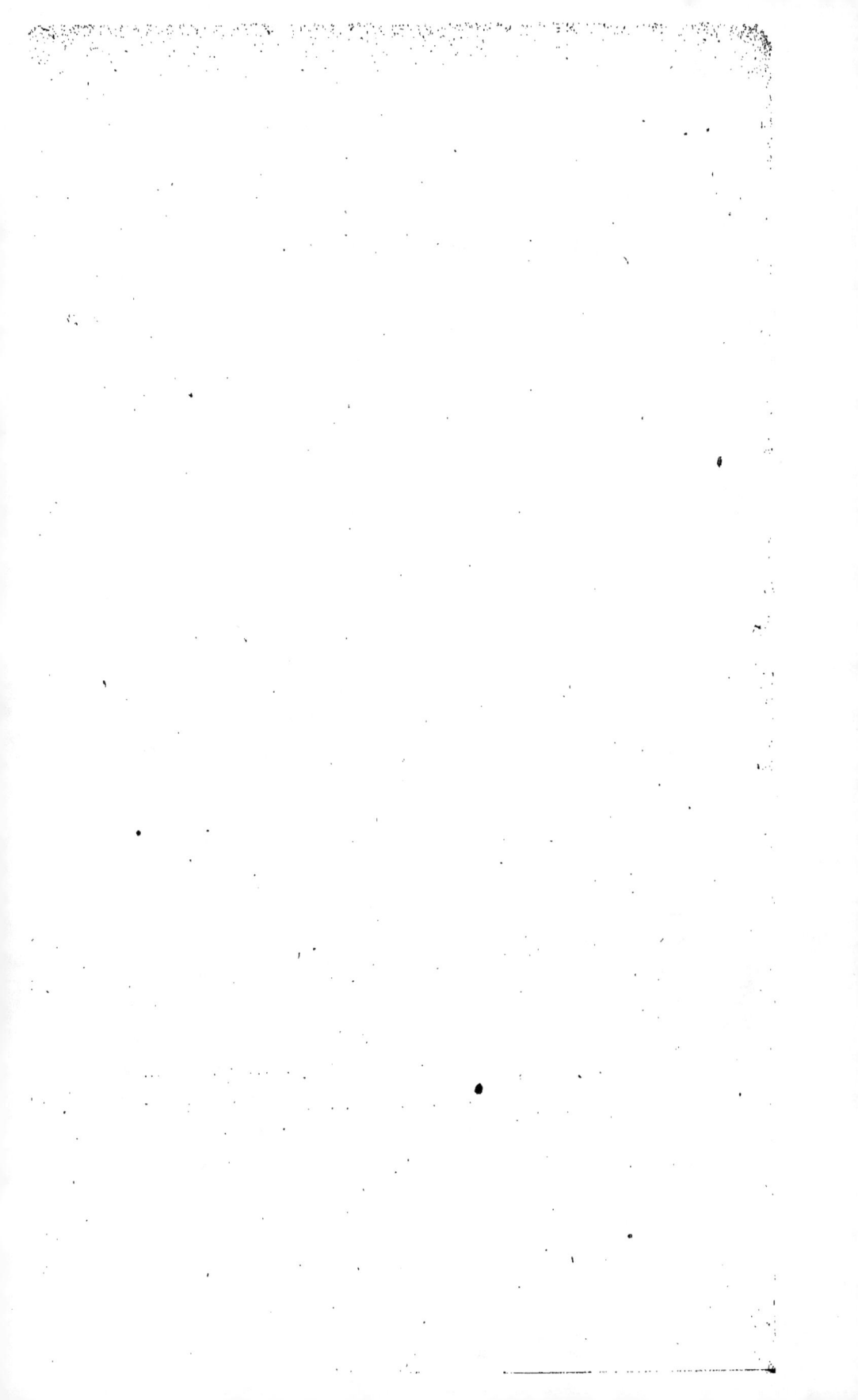

ERREURS ET PRÉJUGÉS

RELATIFS

A LA FOLIE.

Par le Dr P. BERTHIER.
MEMBRE DE PLUSIEURS ACADÉMIES ET SOCIÉTÉS SAVANTES.

(Mémoire lu à la Société Impériale d'Emulation de l'Ain.)

Vitam impendere vero.

Le mérite d'une œuvre ou d'un acte se mesure à ses éléments constitutifs pour ainsi dire solidaires, — motif, moyen, but, d'après leur valeur intrinsèque, et leur degré d'harmonie. Pour juger une conduite, il faut être instruit tout à la fois sur les mobiles qui l'inspirent, sur les agents qu'elle emploie, sur la fin qu'elle se propose. Ainsi pour apprécier un livre, faut-il connaître l'intention qui l'a dicté, le langage qu'il exprime, le résultat qu'il veut atteindre. On sera toujours obligé d'agir de la sorte, dans l'analyse logique des productions de l'âme humaine, à moins qu'elles ne soient d'un être insensé.

Les ouvrages de l'esprit peuvent se partager en deux classes, en utiles ou agréables. Allier cette double qualité est le comble du talent; *omne tulit punctum qui miscuit utile dulci.* C'est à cette perfection indiquée par le poète, que, dans leurs élucubrations, doivent tendre les sciences et les arts, tels

1

que la médecine, qui visent au titre toujours beau d'œuvre méritoire, par la bonté de leurs motifs, de leurs moyens, de leurs buts. Et alors, il leur est parfois nécessaire de s'absenter du monde des initiés; surtout lorsqu'il s'agit de détruire des mensonges, des faussetés, des illusions publiques, comme je me propose de le faire.

Ne vous effrayez donc pas.

Il ne s'agit point d'une thèse de pathologie avec ses termes techniques.

De même qu'on masque l'amertume d'un médicament à l'aide d'un correctif, on déguise l'aridité des préceptes à l'aide du style : Haller, Gœthe, Franklin, Cuvier, Arago, nous en ont fourni les preuves; et Mme de Staël l'affirme.

En vous adressant ces pages, je m'efforcerai de me conformer à cette règle. Ce n'est point par distraction que j'écris, le sujet est trop sérieux; ni par vanité, il est trop modeste; mon désir se borne à éclairer l'opinion sur une infortune en butte aux préjugés, à l'erreur, au ridicule.

On se forme, dans le monde, de singuliers aperçus de la Folie. On se demande si c'est un état véritablement morbide, si cet état est curable; dès-lors, s'il est indispensable de le combattre.

L'*Aliénation mentale comme maladie, comme passible de soins spéciaux, comme susceptible de cure — partant de prophylaxie* : tels sont les trois points qui composeront la matière de ce Mémoire, et sur lesquels je vous prie de fixer votre attention.

Si je parviens à élever le doute dans certains esprits, à en ébranler quelques-uns, et à convaincre les autres, — je me féliciterai d'avoir osé prendre la plume, en faveur d'une noble cause et devant un auditoire éclairé.

On ne propage jamais mieux une vérité dans le monde,

qu'en lui donnant la classe supérieure pour dépositaire et pour interprête.

L'exemple a d'autant plus de force qu'il procède de haut.

Messieurs,

La Folie a été, de tout temps, l'objet de mille interprétations erronées : non pas au point de vue de sa nature, qui demeure complètement inconnue; mais au simple point de vue de son rang nosologique, comme un des plus grands fléaux qui nous affligent.

Ce fut, dans les premiers siècles, l'effet du malin Esprit,— ensuite dans le Paganisme, un souffle vengeur des Dieux, — plus tard dans le moyen-âge, la puissance du Démon ou le bienfait du Très-Haut; comme, en certaines contrées de l'Afrique et de l'Asie, on la considère encore.

Dans les époques modernes, on lui assigna un rôle assez en rapport avec nos croyances, on se ressentit du progrès des connaissances. Toutefois, l'absence d'enseignement et la lenteur de ces progrès d'une part; le défaut de lieux d'étude et de persévérance de l'autre, empêchèrent longtemps la science de la revendiquer pour son domaine. Il ne fallut rien moins que le génie d'un Pinel, pour la détacher de la prison, séparer les insensés des coupables. Cette initiative a fructifié. Grâce aux Établissements qui se fondent, à leurs médecins qui se multiplient, au savoir qui grandit, les Aliénés trouvent presque partout aujourd'hui un honorable refuge, des secours mieux entendus, et des garanties légales. Seulement le peuple n'a pas perdu entièrement ses défiances.

On pense bien (sauf des paysans qui ont foi dans les sorciers, et cela se voit particulièrement en Bresse), que la Folie est un *dérangement* du cerveau dévolu par les uns à la bile, par les autres au sang, et par quelques-uns aux nerfs. Mais nos oreilles ne cessent de retentir de ces mots : « Est-ce un mal qu'on puisse guérir; s'en rétablit-on jamais? » Et les plus crédules de rappeler les noms d'une foule de personnes amies, *qui n'en sont pas revenues ;* les plus malins de citer à l'adresse de nos maisons de santé la fable du Renard et du Lion malade, *omnia te adversùm spectantia nulla retrorsùm ;* les misanthropes de leur appliquer le vers lugubre du Dante : « *Voi ch' entrate, lasciate ogni speranza.* » Puis, ajoute-t-on aussitôt, on rechûte presque toujours : et puis, qu'on dise, en fin de compte, combien on en peut guérir. — Pour résoudre ces questions, qui paraissent des problèmes, il n'est besoin que du bon sens, de l'attention, et des chiffres.

II.

Une maladie est un groupe de symptômes, qui expriment un trouble prolongé de l'organisme vivant.

Veuillez vous contenter de cette définition; les jurisconsultes n'ont pu encore trouver celle du Droit.

Or, un fou est un homme qui présente des symptômes matériels ou dynamiques, lesquels dénotent un désordre de l'organisme animé.

Donc, c'est un malade.

Cependant, est-ce un simple malade ?

Non, certainement; puisque, outre les accidents de l'ordre physique, il offre des accidents de l'ordre intellectuel : son Affection est double; car, la Folie dépourvue d'anomalie fonctionnelle est excessivement rare. Et, *peut-être*, les cas où

l'Aliénation semble réduite à son expression mentale sont-ils
des cas où ses signes ont momentanément disparu, se sont
éclipsés, se sont tellement atténués qu'on ne les distingue
plus. En règle générale, le Délire chronique s'accompagne
de la perte du sommeil, de maux de tête, de douleurs d'estomac, d'anxiété précordiale, de caprices de l'appétit, du
resserrement du ventre, de la dépravation des goûts, de la
paresse des intestins, de la répartition inégale du calorique,
de mille sensations étranges, et de mille illusions... en totalité,
ou en partie, mêlés, confondus, tronqués, unis, dispersés;
qui se divisent ou se commandent, — selon le genre, l'aptitude,
et le sexe du patient. Je n'ai jamais vu, quant à moi, de Monomanie réduite aux seuls phénomènes psychiques, de Monomanie (car c'est surtout là que l'agrégat est le moins souvent
compromis) qui coïncidât avec une santé parfaite, *au moins
momentanément.* La Folie, en conséquence, a les attributs de
la maladie, plus ses attributs génériques.

II.

Pourquoi, échappant à la loi commune, les Affections mentales opposeraient-elle seules une résistance insurmontable
aux influences hygiéniques et thérapeutiques?

En pareille matière les raisonnements sont superflus; les
chiffres ont la parole, ils font seuls autorité. Quels que soient
l'ordre, l'importance, l'étrangeté d'un fait, on ne peut en con-
tester l'évidence. S'il s'agissait d'un dogme, je comprendrais
qu'on se récriât sur l'incompréhensible, le surnaturel, le man-
que de preuves. S'il s'agissait d'un récit, je comprendrais
qu'on en contestât la véracité, qu'on revendiquât en doute
une tradition isolée.

Ici, pas de texte à discussion : la chose est prouvée par la pratique de chaque jour, de chaque pays, de chaque peuple; et les statistiques sont là pour confirmer la pratique.

Voyons donc ce qu'elles disent.

En Allemagne.

D'après le rapport du docteur Jacobi, sur l'Asile de Siegburg, il a été admis 527 malades dans l'espace de deux ans — de 1844 à 1846; — il y a eu 156 guérisons.

D'après le rapport du docteur Kieser, sur l'Asile d'Iéna, il a été soigné 144 Aliénés dans l'espace de deux ans — de 1851 à 1853; — il y a eu 29 guérisons.

D'après le rapport du docteur Roller, sur l'Asile d'Illenau, en 1854, il y avait eu 70 guérisons sur 663 malades en traitement.

D'après le rapport du docteur Martini, sur l'Asile de Leubus, en Silésie, il y avait eu 2,332 admissions — de 1830 à 1853, — et sur ce nombre 969 guérisons.

En Amérique.

Dans l'Asile de Bloomingdale, aux Etats-Unis, la population générale a été de 242 — de 1843 à 1845 — et le chiffre des guérisons de 61.

Dans l'Asile de Pensylvanie, d'après le rapport du docteur Kirkbride — de 1851 à 1852 — il y a eu 213 malades, 204 admissions, et 107 guérisons.

En Angleterre.

D'après le rapport de M. Ecleston, sur l'Asile de Rain-Hill, dans le Lancastre, on a reçu 248 Aliénés en 1852. Sur ce nombre, 80 ont été renvoyés guéris.

D'après le rapport du docteur Webster en 1842 sur l'Asile de Bedlam à Londres, il y a eu, pendant une période de 20 ans, 55 1/2 pour 100 de guérisons sur le nombre des entrées femmes, et 46 1/3 pour 100 sur le nombre des entrées hommes.

D'après le rapport de M. Sam-Hare esq. sur l'Asile privé de Leeds, il y a eu — de 1830 à 1840 — 43,02 pour 100 de guérisons.

A l'Asile de St-Luc, en 1843, les guérisons ont été de 63 3/4 pour 100; — en 1842, elles avaient été de 70 1/4.

A l'Asile de Dorset, en 1845, à la session de l'Epiphanie, 23 aliénés sont sortis guéris; et 12, d'entr'eux, avaient été admis dans le cours de cette année.

En 1854, à l'Asile de Somerset, la proportion des guérisons a été de 60,70 pour cent.

En Belgique.

D'après le rapport du docteur Guislain sur l'Asile de Gand, pour 1846-1847 — sur 1,015 entrées, il a constaté 571 guérisons.

En Ecosse.

D'après le rapport de M. David Skae, pour 1849-50 sur l'Asile d'Edimbourg, il y a eu 253 admissions, et 111 guérisons.

En Espagne.

D'après un mémoire de M. Pi y Molist, concernant l'Asile de Barcelone, la population totale était de 379 en 1852. Les guérisons ont été de 49.

En France.

Avant 1842 : d'après M. Parchappe , l'Asile de Rouen a eu, de 1833 à 1834 , — 265 admissions, et 72 guérisons.

D'après M. Charcellai , l'hospice de Tours a fourni — en 1837 — une guérison sur 7 malades , — en 1838 une sur 4,43 — en 1839 une sur 5,60 — en 1840 une sur 4,13 — en 1841 une sur 41, 47.

Pendant la période duodécennale, comprise entre 1842 et 1853 , il est entré 94,169 aliénés dans l'ensemble des Asiles publics ou privés consacrés , en France, au traitement de la Folie : il en est sorti 52,861.

D'après le docteur Aubanel , l'Asile de Marseille a fourni , en 1843, comme guérisons ou améliorations très-grandes, le chiffre de 1 sur 2,80.

En 1843 , dans le tome VIII de la collection de ses tableaux, le bureau de la statistique générale de France en a publié une série concernant le mouvement et la situation des Etablissements d'aliénés de 1833 à 1841 inclusivement. Mais , à cette époque, ces documents ont dû se ressentir de l'imperfection des rouages médico-administratifs, de l'abandon actuel des insensés, pour qui la loi ne fut explicite qu'en 1838 , et pour lesquels on n'intervint sérieusement qu'après 1840.

En 1853 , sur 4,872 malades sortis des Asiles publics ou privés, ou en a compté 2,771 sortis après la guérison, et 2,101 sortis avant la guérison. On déduit de ces nombres , en réduisant à 100 le chiffre total des sorties , les relations ci-après :

Sorties après la guérison : 56,88.

— avant la guérison : 43,12.

En Hollande.

D'après le rapport du docteur Schroeder Van der Kolk , sur l'Asile d'Utrecht, en 1544, il y a eu de cette année à 1851 une proportion de 32 guérisons pour 100.

En Irlande.

Les inspecteurs généraux ont constaté :

En 1850, entrées 1889, sorties par guérison 438.
,En 1851, — 889, — 434.

En Italie.

, D'après le rapport du docteur Oxisa, sur l'Asile de Malte, en 1836, — sur 126 malades on a compté de 26 à 30 guérisons.

D'après le rapport du docteur Bini, sur l'Asile de Florence, en 1851, on a compté 46 3/10 pour 100 de guérisons.

D'après le rapport du docteur Massari, sur l'asile de Sainte-Marguerite, à Pérouse, de 1840 à 1851 il est entré 299 malades; il en est sorti 177 par guérison.

D'après le rapport du docteur Capsoni, sur l'Asile de la Senavra, en Lombardie, il y a eu, en moyenne, 50 guérisons pour 100, de 1804 à 1843.

D'après le directeur de l'Asile d'Aversa, près Naples, il a été reçu—de 1813 à 1840— 5,580 malades, il en existait 325 ; —sur ce nombre 2,183 sont sortis guéris.

En Suisse.

D'après une communication officieuse de M. le docteur Olivet, les aliénés de Genève ont présenté le mouvement suivant, durant la période sexennale de son majorat :
1856 sur un ensemble de 136 résidences, il y eu : 19 guérisons.

1857	—	159	—	18	—
1858	—	179	—	34	—
1859	—	151	—	16	—
1860	—	144	—	12	—
1861	—	53	—	20	—

De sorte que (cent incurables à peu près formant la population stable) le nombre des entrées balance, en moyenne, celui des sorties.

Ces notes, puisées intentionnellement au hasard dans les divers recueils périodiques de la plupart des pays du monde civilisé, quoique très-disparates, prouvent ceci : Dans tous les Asiles d'aliénés, il y a toujours eu — depuis qu'on s'occupe d'eux — une somme convenable de guérisons ; cette somme varie avec ces Etablissements, où on la voit s'élever parfois jusqu'au tiers, jusqu'à la moitié des admissions.

Or, cette déduction s'accorde parfaitement avec l'opinion aujourd'hui accréditée, que *la Folie est curable dans un tiers des cas pris en bloc, dans la moitié pris au choix.* Tout nous porte à espérer que ce niveau montera, proportionnellement aux progrès inséparables de notre art et de l'apport commun des dévouements charitables.

III.

Non-seulement la Folie est guérissable, comme nous venons de le voir, dans une grande quantité de cas ; mais encore elle ne mérite pas d'être appelée incurable, — quels que soient sa gravité, son genre, sa chronicité.

En effet : il n'est pas de médecin aliéniste qui n'ait été à même, si sa pratique a été d'une suffisante durée, de voir toute sorte de délire arriver à guérison. Les chances les moins favorables peuvent avoir une bonne issue, les désordres les plus étendus peuvent être réparés, les troubles les plus considérables peuvent être apaisés : il n'est pas jusqu'au délire lié aux dégâts de la pulpe cérébrale qui n'ait trouvé, quoique rarement, son remède.

Parcourez nos hôpitaux, et demandez aux infirmiers ce qu'ils pensent de ce moribond , qui ne peut ni marcher, ni manger, ni se tenir en équilibre.... perdu.—Interrogez une Sœur sur cette femme qui abdique sa volonté , se dépouille du sentiment de pudeur, vit indifférente au passé, au présent, à l'avenir.... perdue.—Questionnez un de nous sur cet Insensé qui, depuis dix ans au moins, est agité, parle seul, entend des voix chimériques; ou sur ce mélancolique qui, depuis plusieurs années , se croit condamné par Dieu.... perdu. Cependant, ces gens-là, qui vous répondent ainsi, ont une dose d'expérience suffisante , ils sont de très-bonne foi , ils ont des gages qui promettent un pronostic assuré. Eh bien, même ces gens-là sont susceptibles d'erreur.

J'ai assisté à des résurrections inouïes, et prononcé plusieurs fois un augure sans retour sur des personnes vouées en apparence à la mort ou à la décrépitude , sur des personnes qui ont vécu et ont recouvré le sens.

J'ai vu—c'est à peine croyable—une jeune femme squelettique, à jeûn depuis 40 jours, dont on avait préparé le cercueil.... emportée par son mari, supporter les fatigues d'un long voyage, et revenir à la santé. J'ai vu une femme plus âgée, arrivée aux derniers termes de l'abrutissement , repousser inopinément ses soutiens, et se précipiter dans l'escalier en courant, elle qui ne pouvait — depuis longtemps,—ni se tenir debout, ni se couvrir elle-même, ni quitter ses vêtements. Voilà pour la gravité.

Passons au second ordre de preuves.

S'il est une situation dénuée de ressources, qui fait notre désespoir, qui défie nos tentatives, c'est à coup sûr la Démence compliquée de Paralysie; cette enfance morale de l'homme dont le cerveau est ramolli.

Eh bien , consultez les archives de l'art, consultez les auteurs spéciaux, MM. Sc. Pinel et Billod entre autres : le premier vous dira que, dans l'espace de quatre années, il a vu trois cas de guérison constatée ; le second vous en citera un qui n'a laissé aucun doute. Ferrus, dont l'autorité ne peut être contestée, a raconté cette histoire, devenue presque vulgaire, d'un gendarme paralytique qui fut sauvé, à l'étonnement général, par une suppuration abondante. Dans sa séance du 27 mai 1861, de la Société médico-psychologique, M. Delasiauve rapportait qu'un paralytique avait assez bien guéri, pour avoir pu, pendant six ans, remplir dans un magasin les fonctions minutieuses de caissier. Nous avons eu, à l'Asile St-Georges, un artiste plein de talent descendu au troisième degré de cette redoutable dégénérescence, et qui en est sorti en très-bon état. Nous avons enfin, en ce moment, à la Madeleine, une vieille fille qui, à son arrivée, ne pouvait se servir ni de ses mains ni de ses pieds, — et qui, aujourd'hui, vaque à toutes les occupations domestiques, se rend à la promenade avec ses compagnes.

Passons à un autre ordre de preuves.

Lorsqu'on ouvre un traité sur la matière, l'on reste convaincu d'une vérité, formulée dans cet aphorisme : la probababilité de la guérison est en raison inverse de la distance du début de la maladie. Or voici des exceptions qui confirment cette règle : Leuret (Du traitement moral de la Folie), cite, dans sa XIII° observation, la guérison d'une Monomanie ambitieuse qui durait depuis 10 *ans*. — D'après le rapport officiel des Inspecteurs, à Bois-le-Duc, un homme aliéné depuis 10 *ans* vient de guérir, après avoir éprouvé une violente fièvre ; et un autre, aliéné depuis 15 *ans*, vient de guérir sans cause connue. — Guislain (Leçons orales sur les Phrénopathies) désigne, dans sa 37° leçon, une Mélancolie avec mutisme, qui durait depuis 12 *ans*, terminée avec succès. —

Brière de Boismont (Annales médico-psycolog. 1851) raconte qu'une dame, atteinte depuis 12 ans de Manie chronique, est revenue à la raison. —Leuret (Ouvrage Mentionné) donne, dans ses 21ᵉ et 22ᵉ observations, celles de Monomanies orgueil-leuses, guéries après 15 ans de durée. — Guislain montre, à ses élèves, dans la 9ᵐᵉ leçon du même livre, une guérison qui a eu lieu après 20 *ans* de Manie.—Le docteur Donkersloot, rapporte qu'à Rotterdam, un homme aliéné depuis 21 *ans*, a guéri ces dernières années après une attaque de choléra. — Jacobi (Rapport sur l'Asile de Siegburg 1846) note une Folie guérie après plus de 20 *années* d'existence. — Ferrus (Leçons cliniques à Bicêtre) parle d'un fait du même genre , *d'un aussi heureux dénouement.* — Pinel (Traité médico - philosophique) relate un cas de guérison de Folie, après 27 *ans* de traite-ment. — Le médecin de l'Asile de Devon a observé, en 1851 , une Maniaque qui recouvra sa raison perdue depuis 20 années. — Le docteur Lisle (Lettres de 1856) écrit que la tante d'un artiste, devenue folle après avoir assisté au supplice de son père, fut enfermée dans un Asile où elle revint à la raison, subitement, au bout de 40 *ans*. — Ce phénomène s'est produit chez la belle-sœur d'une pensionnaire qu'on avait confiée à M. Girard de Cailleux. — Enfin, Brière de Bois-mont (Annales précitées 1850) assure qu'il a vu survenir la guérison chez une personne aliénée depuis 52 *ans* (1)!

Voici pour le temps.

Ces exemples suffisent-ils à prouver que le mot incurable doit être rayé du vocabulaire de la médecine mentale ?

Il me resterait à parler de la Folie héréditaire , regardée

(1) Jacobi est Allemand. — Guislain est Belge. —Donkersloot est Hollandais.—Bois-le-Duc est en Hollande.—Devon se trouve en An-gleterre.—Les autres auteurs sont des Aliénistes Français.

généralement comme irrémédiable, et frappée d'un sceau fatal, même parmi les gens de l'art. Cependant l'allégation pourrait être gratuite. On s'est trop hâté, ce me semble, de préjuger cette question ; car les nouvelles statistiques sont loin d'étayer l'opinion communément répandue. Quant à moi, je suis persuadé, — comme l'a fort bien démontré le docteur Malcolm, dans son 22e rapport annuel de l'Asile de James Murray, en Angleterre, — que la Folie, de même que la goutte, la syphilis, le phthisie, peut disparaître et ne plus se montrer dans la descendance de ceux qui en avaient été précédemment affectés (1).

Ne voyons-nous pas chaque jour de nos clients se marier, avoir des enfants., ne jamais nous revenir et ne jamais nous en amener ? Pour cela, il importe que les malheureux atteints dans leur intelligence se soumettent aux prescriptions salutaires du traitement, et ne prennent point femme, comme le leur conseille Molière qui dit une vérité sans le savoir dans son *Monsieur de Pourceaugnac*, avant d'être complètement rétablis.

« Dans un cas rapporté par Szokalski de l'hérédité de l'héméralopie, aucun des enfants nés de parents délivrés de cette affection n'en présenta de traces. Une femme, qui avait hérité de sa mère une dartre squammeuse humide du plus mauvais caractère, et qui l'avait transmise comme elle l'avait reçue dans sept grossesses de suite à tous ses enfants, guérit contre tout espoir par l'emploi des fumigations sulfureuses : une grossesse nouvelle suit son rétablissement ; l'enfant naît bien portant et sans nulle apparence d'affection dartreuse. Le même

(1) *Journal of psychological médecine. 1850.* Art. VIII.

fait se reproduit tous les jours dans les cas d'affection véné-
rienne, ou de toute autre affection guérie avant le coït chez le
père et la mère; et il tient, dans ces cas, comme le précé-
dent, dans les cas analogues où le mal épargne ceux des
enfants nés avant l'origine du mal, au principe de l'hérédité
des Etats. » (1).

IV.

La troisième objection, qu'il sera encore plus facile de ré-
futer que les autres, est celle relative aux rechûtes.

Nous ne pouvons aborder une personne étrangère à notre
spécialité, sans que, — la question de la folie appelée — (ce qui
surgit toujours à notre présence) on ne nous apostrophe par
ces mots à peu près traditionnels : « Si parfois vous guérissez,
ce n'est point radicalement; car tôt ou tard on retourne à son
état antérieur. »

Que me répondriez-vous, Messieurs, si, à mon tour, je
me permettais de vous dire : « L'assertion que vous émettez
est radicalement fausse et ne repose que sur des suppositions.
Un nombre trop grand de nos malades nous revient, il est
vrai; mais à qui la faute? Et quelle est la maladie qui n'offre
cet inconvénient ? »

Le public est singulièrement injuste envers la Folie, en lui
refusant les chances inhérentes aux maux que l'humanité
partage. Pourquoi donc, dites-moi, les fous ne retomberaient-
ils pas aussi bien que les gâleux, les rhumatisants, les apoplec-
tiques ? Qu'ont-ils donc qui doive leur assurer cette préro-
gative; leur permettre d'être à l'abri d'un danger que la
négligence, les excès, on l'impéritie leur auront légitimement
attirés ?

(1) P. Lucas. *Traité de l'hérédité naturelle.* 1850. Tome II, p. 853.

Comment! un malheureux, atteint d'une fluxion de poitrine, a besoin de grandes précautions pour ne pas être repris de cette lésion périlleuse ; la seconde qu'il contractera lui sera des plus nuisibles ; la troisième probablement le conduira au tombeau.... Et vous voulez qu'un Insensé, qui a eu des accès de Manie ou de Mélancolie, — désordres bien autrement sérieux que ceux du poumon — brave impunément les menaces de la nature morale, les plaintes de l'encéphale, cet organe si délicat, si sensible, si fragile?

Non, le cerveau n'est pas plus assuré de l'avenir que le cœur, l'intestin ou l'estomac. Non, les affections cérébrales ne prescrivent pas plus que celles de la poitrine, de l'abdomen ou des membres. L'économie animale est une république fédérative, il n'y a d'autre noblesse organique que celle attachée à l'importance des fonctions ; et les maladies cérébrales intéressant l'organe, qui sert de manifestation aux facultés les plus élevées de la hiérarchie du dynamisme, exigent plus de ménagements, de plus grands égards, des procédés plus délicats, par là même, uniquement, sont plus enclins aux rechûtes. Mais celles-ci n'ont pas lieu infailliblement, c'est-à-dire fatalement, quelques moyens préventifs qu'on leur oppose. Il me suffirait, pour sanctionner cette affirmation, de vous offrir le tableau statistique des récidives fourni par les médecins de France et de l'étranger ; et vous verriez, et demeureriez convaincus que celles-ci sont moins nombreuses, moins fréquentes encore qu'on se plaît ou qu'on se hasarde à le supposer.

V.

A qui reprocher, maintenant, cette foule de rechûtes ; pour parler plus exactement, cette foule prétendue de récidives? On ne peut en accuser que deux seuls ordres de coupables : les imprudences du client ou ses tribulations personnelles ; les premières absolues et dépendantes de sa volonté, les secondes relatives aux conditions sociales, politiques, religieuses, au sein desquelles la Providence l'a placé.

Il est évident qu'un homme, adonné à l'ivrognerie, et qui perd le libre usage de l'esprit, — s'il se livre de nouveau à des habitudes libidineuses, — reviendra nécessairement à son état maladif ; de même qu'un gourmand, qui a eu une gastrite, ressentira les atteintes de ce mal, chaque fois qu'il commettra des écarts dans son régime. Pourquoi en serait-il autrement ? C'est la loi : *Dura lex, sed lex.*

Il est évident aussi qu'une femme, que les malheurs domestiques ont plongée dans la Stupeur, — si elle a le bonheur de recouvrer son activité, la perdra chaque fois que des chagrins profonds l'auront assaillie pendant longtemps. De même qu'un vieillard, sujet à des accès de colère, qui lui occasionnent des coups de sang, finira par être foudroyé d'une apoplexie mortelle, si, — comme il est arrivé à Attila, Nerva, Venceslas — il se laisse aller à des emportements excessifs.

Je ne vois rien là que de fort ordinaire.

La fréquence de ces retours s'explique aisément ainsi : les aliénés, malgré eux ou par leurs fautes, subissent l'influence des causes qui ont provoqué et déterminé leur aliénation. Ce n'est donc pas qu'ils sortent de nos mains imparfaitement guéris ; mais parce qu'ils ne continuent pas à prendre, une fois en liberté, les précautions dont les couvrait notre tutelle provisoire, et parce que le monde ne leur continue pas sa protection.

En voulez-vous une preuve ?

Il y a quelques départements — tels que la Seine, le Bas-Rhin, la Meurthe — où il existe des Commissions de patronage

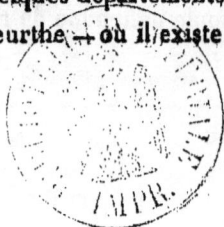

2

pour les fous convalescents. Eh bien ! depuis l'institution de
ces Sociétés, les récidives sont devenues moins fréquentes, le
nombre des doubles entrées dans leurs Asiles a diminué.

En outre : tandis que la proportion des aliénés à domicile est de 75 sur 100,000 habitants dans les départements où
l'on ne traite pas la Folie, elle n'est que de 64 — sur un chiffre
égal d'habitants — dans les autres départements. Cela seul ne
semble-t-il pas prouver que la principale cause de l'accroisse-
ment successif du nombre des individus admis dans les Asiles
se trouve dans la confiance qu'inspirent ces Etablissements,
confiance qui a pour effet de diminuer graduellement le nombre
absolu de ces malheureux ?

VI.

Il me reste à vous parler du chiffre des guérisons, dont
nous déplorerons ensemble le trop peu d'élévation.

Ici encore, j'en suis fâché, les torts seront de votre côté ;
quelque bonne volonté que j'y apporte. Les faits, le raisonnement, les déductions, tout concourt à l'établir. Vous allez
vous en convaincre.

Sur quelles données base-t-on les chances approximatives
de la guérison d'un mal ? Sur sa nature, son origine, la
date de son début. Nous venons d'accorder à la Folie un
cachet spécifique qui en augmente la gravité, et nous avouons
que ses causes n'offrent pas les mêmes circonstances aggra-
vantes. Admettons qu'elle ne soit pas susceptible d'une cure
aussi fréquente, aussi facile, aussi régulière que la moyenne
de nos maux : c'est un point que je vous concède, quoique
— sous plusieurs rapports, — il pût donner lieu à contro-
verse. De qui dépendent les erreurs, ou les omissions com-
mises au commencement d'une Affection mentale ? — Du malade?

— Mais celui-ci n'est point à même de juger de sa situation ;
et d'ailleurs, presque toujours il ne se croira pas tel. Non : il
ne sera point responsable , parce que s'il est quelquefois *compos*,
il n'est presque jamais *conscius*. Aux parents seuls incombe la
tâche des mesures négatives à prendre à son égard , dans le
but de lui procurer les soins que réclame son état.

Une vérité, qui peut servir d'axiôme, est qu'un vice est
d'autant plus destructible qu'il a été combattu à sa naissance :

Principiis obsta: serò medicina paratur,
Cum mala per longas invaluere noras. (OVIDE. *De Remediis.*)

Corrigez un enfant, vous pourrez en faire un homme; négligez
son éducation, vous pourrez en faire un monstre. La plante
croît dans la direction que lui imprime son tuteur : laissée à -
elle-même, elle pousse au gré des vents et de l'orage ; dirigée
tardivement , elle garde le pli de ses inclinations premières , ou
n'accepte que partiellement les sollicitudes qu'on lui prodigue.

Or, comment se comporte-t-on envers l'aliéné , c'est-à-dire
envers nos malades? Ou on les abandonne à eux-mêmes, ou
on les livre aux empiriques , ou on nous les confie alors que
devenus dangereux soit pour la société soit pour leurs proches,
on juge indispensable de *s'en débarrasser* ; c'est-à-dire , alors
que mille médications ont échoué , et ont passé avec usure , à
leur détriment, sur l'organisme ; alors qu'ils ont été *malen-*
contreusement saignés , alors qu'ils sont placés dans les conditions les plus favorables d'incurabilité (1). C'est ainsi que nos

(1) Il serait à désirer que les aliénés, déposés provisoirement dans
les hospices ou hôpitaux, n'y fussent soumis à aucun traitement
curatif. Car, il arrive assez souvent que des Aliénés nous sont envoyés
des hospices ou des hôpitaux après y avoir été soumis à un traitement opposé à la thérapeutique admise. Ce traitement n'accuse que

Maisons se peuplent d'infortunés, malades depuis 3, 4, 5, 10, 20, 30 ans, — qui deviennent une charge indéfinie pour les familles et pour les départements. De la part des parents c'est un bien mauvais calcul, comme nous le prouverons tout à l'heure; de la part des autorités municipales c'est fausser l'esprit de la loi, annuler ce qu'elle a d'humanitaire. On ne peut que blâmer celles qui, sans intelligence des véritables intérêts de la Commune, ni sentiment louable de charité, suivent sans aucun doute sa lettre en ce qu'elle a d'impératif, mais n'en comprennent pas l'esprit (1).

Que penseriez-vous, dites-moi, d'un fiévreux, d'un vérolé, d'un névralgique, qui souffrirait depuis ce nombre d'années ? Que dirait l'agriculteur d'un sol épuisé par une végétation excessive, qu'on aurait laissé en friche pendant ce laps de temps? d'un arbre qu'on eût abandonné à lui-même un ou deux ans, quoique rachitique ou blessé, et eût été en proie aux insultes de l'atmosphère, à l'inclémence des saisons, aux traitements les plus ineptes? En accuserez-vous le jardinier

l'insuffisance des moyens dont peuvent disposer les établissements mais, en trahissant de généreux efforts, il aboutit ordinairement à la paralysie de l'Aliéné, et, par conséquent, à son incurabilité.

(Noroy. *Compte-rendu de l'Asile de Vaucluse.* 1857.) Et notez que l'auteur de cette remarque n'est point médecin, par conséquent point suspect de partialité.

(1) La loi fait aux autorités municipales une obligation morale d'y veiller; l'inertie, en pareil cas, peut devenir une négligence coupable. Les familles n'ont pas toujours l'intelligence de leur devoir, il serait bon de montrer que les Aliénés, appartenant à une classe peu aisée, guérissent plus vîte et plus sûrement dans nos hôpitaux que en restant dans leur propre maison, où existent tant de causes d'exaspération et où manquent la plupart des moyens indispensables à la cure.

(Aubanel. *Compte-rendu sur l'Asile de Marseille.* 1850. Pag. 210 et suivantes.)

que vous n'avez pas consulté, ou le propriétaire qui aura
négligé de l'en instruire? Et je ne vous parle pas des mori-
bonds, des agonisants, des cadavres qu'on nous amène; afin
de s'épargner les frais de funérailles, ou s'éviter le spectacle
trop ennuyeux de la mort....

Je n'en ai pas la preuve numérique; mais je suis {bien per
suadé que si l'on agissait ainsi envers des personnes atteinte
de fièvre, de catarrhe, de rhumatisme, le niveau de la population aurait bien vîte baissé, et les dépôts d'incurables seraient
bientôt encombrés. Du reste, je n'ai pas que des arguments à
vous fournir. Ecoutez : la statistique officielle de la France
donne, en 1857, *quatre-vingts pour cent de guérisons dans
la première année*, et *vingt pour cent dans les années subsé-
quentes.* Les rapports annuels du Directeur de l'assistance
publique, sur le service des aliénés de la Seine, constatent des
résultats à peu près identiques. En Angleterre, où les cas
récents sont distingués des anciens, on affirme que les premiers
sont de la moitié plus favorables; et cette observation est cause
qu'on n'admet guères dans les hospices d'aliénés que ceux
dont le mal ne date pas de plus de douze mois. On a soin de
les renvoyer après, ou de les placer parmi les incurables, lorsqu'ils ne donnent pas des espérances bien fondées d'un rétablissement prochain. Haslam nous apprend, à ce propos, qu'à
Bedlam, sur 56 malades, dont la guérison n'avait pas été
effectuée dans un an, un seul a été renvoyé guéri l'année
d'ensuite; encore a-t-il eu trois rechûtes. L'on a pareillement
remarqué, à la Maison d'York, que les guérisons ne s'opèrent
que parmi ceux qui y ont été reçus à une époque peu avancée
de la maladie; aussi les malades, admis gratuitement, doi-
vent-ils y être conduits le plus tôt possible pour être reçus, et
ne les garde-t-on pas plus d'un an (1). Le fameux Willis

(1) *Bibliothèque Britannique.* — Tom. VIII.

n'avait également de véritables succès qu'avec des aliénés qu'on lui confiait dans les trois premiers mois de leur maladie (1).

On voit bien, dans les tableaux de Tucke, des cures opérées dans la quatrième et la cinquième année de traitement ; mais on peut dire ; — d'après ces tableaux, ceux d'Esquirol, de Pinel, et de leurs successeurs, — qu'on en obtient le plus grand nombre dans les deux premières années, que le terme moyen est un peu moins d'un an, que, passée la troisième année, la probabilité des guérisons n'est guères que d'un trentième (2).

Quand on compare les tables Françaises avec les tables Anglaises, on est frappé de la supériorité numérique de ces dernières, à ce sujet. Or cette supériorité s'explique par les motifs que nous venons d'exposer. Ainsi : en 1842, les guérisons à St-Luc ont été de 70 pour 100, et de 63 3/4 en 1843. A Somerset, en 1854, elles ont été de 60,70 pour 100. Dans le comté de Dorset, en 1845, on compta 23 personnes sorties par convalescence ; et sur ce, 17 avaient été admises dans le cours de l'année. Aussi le Directeur ne manque-t-il pas d'ajouter qu'un semblable résultat est dû à l'admission de plus de malades dans la période du début. Opinion que lord Ashley confirmait par ces paroles, à la Chambre des Communes, dans la célèbre motion du 6 juin 1845 : « D'après les comptes-rendus du royaume de la Grande-Bretagne, 9 aliénés sur 10 guérissent quand ils sont soumis à un traite-

(1) *Journal général de médecine.* — Juin 1706.

(2) *Bibliothèque Britannique*, tom. **XVI.** et tom. **LIX** *du Dict. des* *ciences médicales.*

ment dans le délai de trois mois ; résultat analogue aux Etats-Unis » (1).

En France, la statistique donne :

Guérisons : 76 p^r 100 pendant le premier mois de la maladie;

Id.   53 p^r 100 pendant le deuxième mois;

Id.   41 p^r 100 après six mois;

Id.   30 p^r 100 lorsque l'affection dure plus d'un an.

En Italie, ce sont les proportions suivantes :

Guérisons pendant le 1er trimestre après l'invasion 1 sur 10

Id.	pendant le 2me	Id.	—	3 sur 12
Id.	pendant le 3me	Id.	—	3 sur 13
Id.	pendant le 4me	Id.	—	3 sur 20
Id.	après l'année.			2 sur 33

L'importance d'admettre les Aliénés au début de l'accès initial a été reconnue, non-seulement par les médecins Aliénistes, mais encore par certains Gouvernements. Ainsi l'Etat de Bade prend exclusivement à sa charge les frais des six premiers mois de séjour du malade à l'Asile, lorsqu'il est placé au début de l'affection ; afin d'encourager les Communes. Bel exemple à prendre (2)!

VII.

J'ai cru avoir prouvé, dans une Etude sur l'Isolement, que les trois quarts des aliénés doivent être confiés à des maisons spéciales ; sur l'autorité réunie des médecins compétents des diverses nations du globe. J'ai montré, dans ce Mémoire, que l'Isolement bien entendu, c'est-à-dire muni des conditions

(1) Date du Bill, relatif à la réforme de la loi sur les aliénés, en Angleterre.

(2) *Voyez* Fusier ; *Compte-rendu sur Bassens*. 1862. P. 13

prescrites par la science, d'accord avec l'humanité, est la première indication à remplir dans les Affections mentales; qu'il est utile, pour enlever le patient à un entourage devenu funeste, qu'il est nécessaire pour éviter la contagion imitative dans les familles impressionnables, — qu'il est indispensable à la direction de l'homme de l'art.

En effet : l'influence médicale se perd au milieu de la famille, son autorité pâlit au contact de celle des parents. Pour que son action soit efficace, il faut qu'elle soit dépouillée de toute autre condescendence que celle inspirée par la science et par la raison. Puis, là, ce sont les remarques des amis, les plaintes du voisin, les avis de la matrone, et quelquefois aussi les critiques d'un trop complaisant confrère. Comment la volonté la plus robuste n'y échouerait-elle point contre tant d'écueils ?

Du reste : confier l'Aliéné à un Asile, ce n'est ni l'emprisonner, ni le soustraire aux influences du monde extérieur ; c'est l'abriter des objets qui peuvent entretenir son délire, activer son irritabilité, le pousser à des déterminations nuisibles. Car, il ne doit point être séquestré, sauf indications précises ; et la maison de santé où on le transporte doit être une seconde famille, — seulement mieux tenue, c'est-à-dire mieux appropriée, offrant toutes les garanties de l'hygiène. Il faut donc qu'il ne quitte la sienne que pour trouver un milieu capable d'exercer sur lui une influence salutaire. Or c'est là qu'il trouve les éléments thérapeutiques cardinaux : ordre, discipline, exemple, travail ! L'exercice manuel pris avec méthode, un des plus énergiques moyens de traitement, l'exercice manuel ne peut guères recevoir son application que dans une pareille demeure. Ceux qui s'y refusent se privent d'un des plus puissants secours ; et chaque jour voit se vérifier la sentence d'Esquirol : « Les aliénés riches qui rougissent de travailler de leurs mains ne guérissent presque jamais » : Comme si la richesse changeait les lois de la nature !

Fortuna non mutat Genus. (Hor.)

Qu'y a-t-il de honteux dans le travail, quel qu'il soit, in-dutriel, artistique, ou agricole ? N'est-ce pas à la culture des champs que nous devons notre existence ? N'a-t-elle pas tou-jours été regardée comme la plus noble des professions, dans l'antiquité, au moyen-âge, de nos jours ?

Les grandes intelligences s'astreignent à une occupation mécanique, afin de se rendre maîtres de la pensée : Hippocrate s'exerçait à la gymnastique, Socrate allait à cheval sur un bâ-bâton, Scipion représentait des comédies, Galien jouait au palet, Boërrhaave pinçait de la guitare, Machiavel se promenait avec les paysans du San-Casciano, Spinosa dégrossissait des verres à lunettes, L'hôspital élevait des basses-cours, Montaigne faisait de l'équitation, Montesquieu jardinait, Bayle comptait les tuiles des toits. Tous les cerveaux fatigués doivent s'y astreindre. Dans une de ses poésies, Pétrarque s'écrie : « Mon corps, dompté par le travail, est moins rebelle à l'âme. » *Labor corpus vali-dum efficit.* (Hipp.) Ainsi tombe le reproche singulier qu'on nous adresse d'occuper nos pensionnaires, dans un but financier.

Mais que d'objections, que d'empêchements à cette entrée à l'Asile. Pour l'un c'est la gêne pécuniaire, pour l'autre c'est la crainte d'un emprisonnement perpétuel, pour beaucoup c'est une fausse honte, un amour-propre mal placé : « Nous ne pourrons le décider. Que deviendra-t-il parmi ces gens ? La nostalgie le tuera. Ils subissent de mauvais traitements. A quoi cela servira-t-il ? Que pensera-t-on de nous ? » Et mille autres réflexions ridicules, sinon injustes.

Et d'abord le chagrin ne le tuera point. Je n'ai jamais vu

se produire cet effet. Au contraire : l'exemple qu'il a auprès de lui le force à réfléchir à sa situation, et à établir des comparaisons qui l'exhortent à prendre plus d'empire sur lui-même, à se gouverner avec plus de sagesse, à faciliter sa guérison. L'on craint que le malade ne se déplaise? Eh bien nous, nous craignons qu'il ne se déplaise pas ; et nous provoquons maintes fois l'ennui, comme agent médicateur, comme un levier qui nous aide à vaincre plus d'une résistance. Si un halluciné, un illusionnaire ne souffre pas de l'éloignement de ses parents, s'il n'exprime pas le souhait de les revoir, sa maladie peut devenir incurable. L'irritation que lui cause l'exil met cet homme dans des conditions favorables à son rétablissement. D'ailleurs, ce qui l'impressionnait défavorablement peut l'égayer ou lui être indifférent. Un médicament n'a plus la même action sur un organisme sain et sur celui qui est altéré. L'Isolement n'est pas accueilli par un fou comme il le serait par un homme raisonnable. Sous l'influence du trouble nerveux, les rapports normaux avec le monde extérieur ont changé : en proie à des convictions délirantes, l'infortuné déteste ce qu'il chérissait naguères, et fuit les lieux où il trouvait la paix et le bonheur. Le mal a perverti cet objet d'affection : les doux liens qui unissaient les parents se sont brisés ; les sentiments de père, mère, fils, frère, sœur n'existent plus. Ces émotions, qui eussent charmé sa vie, sont devenues pleines d'amertume, sont remplacées par la plus sotte méfiance, l'animosité la moins fondée.

Il y a des cas, il est vrai, où l'aliéné peut se traiter et guérir dans ses foyers ; s'il jouit d'une fortune suffisante pour se procurer les soins, s'entourer des conditions nécessaires. Ce sont, du reste, des exceptions, quoi qu'en ait dit notre illustre et regrettable Leuret.

La gêne pécuniaire est un obstacle souvent invoqué, souvent

interposé à l'admission à l'Asile, à la mise en traitement; surtout par l'ouvrier des campagnes qui, comparant la Folie aux maladies ordinaires, regarde plusieurs mois de cure comme exorbitant. Qui cultivera mes champs, me disait un vieux fermier, pendant que ma femme *repose?* Chaque jour amène une perte, que je *ne regagnerai* qu'en doublant ses heures de peine, lorsqu'elle me sera rendue. — Comme si l'intérêt bien entendu ne lui conseillait pas de nous confier sa femme à l'époque où elle fut le plus susceptible de guérison! Comme si en augmentant les chances, on n'abrégeait pas la durée et du séjour et des frais! Comme si, en un mot, on ne se mettait pas ainsi à même de recupérer plus tôt le temps perdu! Les sacrifices qui, au début, auraient pu rendre un père à ses enfants, un citoyen à la société, et qui se seraient limités à quelque mois, à un ou deux ans, devront — par une faute irréparable — se prolonger pendant cinq, dix ou trente ans, jusqu'à la mort du patient.

Une dernière considération, la plus blâmable peut-être, est celle qu'on allègue chaque jour de la prétendue honte attachée à la personne momentanément exilée comme folle; raisonnement spécieux, et sentiment lâche que l'on retrouve chez les peuplades sauvages, mais particulièrement chez les Indiens. (L'assimilation n'est pas flatteuse.) Si l'on redoute qu'il ne rejaillisse une tache sur la famille par ce devoir accompli, que l'on réclame les secours des contrées voisines ou des pays éloignés: ces secours ne manquent pas en France. Une disparition de quelques mois, mise sur le compte d'un voyage, peut bien des fois permettre à une atteinte de se dissiper. Tandis que les attermoiements, le retard prolongé, le défaut de soins spéciaux font passer le mal à l'incurabilité, et l'affichent au grand jour; attendu qu'il n'est pas possible de le cacher longtemps... Ce qui, vous me l'avouerez, est d'un fort mauvais calcul ou d'une insigne maladresse; car c'est chercher la honte

que l'on voulait fuir, et s'attirer en outre le remords d'avoir
failli gravement aux obligations morales : « Pour éviter un mal
on tombe dans un pire. »

Il y a donc tout intérêt, — intérêt de santé, intérêt d'argent, intérêt de vanité, intérêt social, intérêt individuel,
intérêt de famille, — à demander des conseils immédiats toujours, à recourir aux maisons de santé presque toujours ; dès
que la Folie est constatée par les hommes de l'art. Retenez, à
ce propos, ces nobles paroles d'un de nos confrères : « La
famille sacrifie à un préjugé barbare, lorsque sous le pré-
tendu prétexte de sauvegarder son honneur et sa réputation,
elle veut cacher au public le malheur qui l'a blessée dans un
de ses membres. Ce préjugé, qui fait un crime à l'homme de
la fatalité qui le frappe, prend sa source dans un sentiment
faux et inhumain, et le plus souvent cupide, que doit flétrir
la civilisation » (1).

Et ne croyez pas que je joue ici le rôle de Josse, qui propose
des achats de parure parce qu'il est orfèvre (2). Nous n'avons
à gagner que des peines dans l'augmentation de nos malades,
nous qui vous adressons ces lignes ; moins nous avons d'admissions, plus notre besogne est facile, plus le fardeau est léger...
sans que notre bourse y perde une obole ! Notre langage
est celui du pur désintéressement. Pesez donc nos arguments ;
aidez-nous à les inculquer dans le public, auquel vous ren-

(1) Caffe. *Annales médico-psychologiques.* 1860.

(2) Les médecins des Asiles n'ont aucun intérêt personnel à con-
server dans leur service un plus ou moins grand nombre de malades.
Si l'on pouvait leur supposer une propension, ce serait plutôt celle
de provoquer des sorties prématurées, afin d'accroître le chiffre
annuel de leurs guérisons ; l'amour-propre de l'homme de l'art est
évidemment plus flatté d'un chiffre imposant de guérisons obtenues
que du nombre des malades en traitement.

(Auzouy.—*Journal de médecine mentale.* Tom. II. Pag. 319.)

drez un vrai service. Et adjurez avec nous les publicistes de ne pas se faire les complices ou les échos de l'ignorance ou de l'incrédulité, par ces déclamations qui sont autant de sophismes :

« Un trop grand nombre d'aliénés atteints d'une façon peu « grave, parfaitement guérissables, et, en tout cas, n'expo- « sant à aucun danger ceux qui les soignent, sont placés dans « les maisons d'aliénés dès les premiers symptômes de déran- « gement de leurs facultés. Soignés chez eux par un médecin « expérimenté, entourés de ceux qu'ils aiment, ces malades « guériraient assurément ; renfermés avec des fous, ils de- « viennent fous sans remède. Que les familles y songent ; « qu'elles pensent à la terrible responsabilité qui pésera sur « leur égoïsme quand le médecin leur dira, comme le docteur « Von B. disait récemment à l'une des plus grandes dames « d'un pays voisin : « Votre mari n'était que mélancolique ; en « le faisant renfermer, vous l'avez rendu fou. A mes yeux vous « seriez moins coupable, si vous l'aviez assassiné » (1). « .... de pauvres reclus que la société rejette de son sein, « et s'arroge le droit d'enfermer, sous prétexte de sécurité « publique. Devenus étrangers à leurs proches, ils sont plus « oubliés que les morts au fond de leur tombeau. Ils ne peu- « vent plus même se recommander à ceux qui les ont aimés ; « car ils sont effacés de la mémoire des vivants ; rayés de ce « monde, avant d'en être sortis, ils ne comptent plus ici- « bas. » (2) *Verba et voces.*

Pauvre docteur, que vous avez d'homonymes par le monde ! Aviez-vous bien qualité pour prononcer une semblable sentence ; car je ne veux pas vous soupçonner capable de dépit, d'avidité, ou de jalousie ? *Invidia medicorum pessima....* Quant à votre

---

(1) *Messager de la semaine.* 27 juillet 1861.
(2) *Magasin pittoresque.* Avril 1862.

savant citateur, que je n'honorerai point d'une critique, je lui prouverais — s'il était nécessaire — que les principes qu'il vient d'exposer sont contraires aux rudiments de la médecine aliéniste, et je l'engagerai à aller de temps à autre prendre des leçons à Bicêtre ou à la Salpétrière.

La crainte de voir un sujet sain d'esprit, exposé par le contact à contracter la folie, est une pure chimère. Esquirol, qui comptait une expérience savante de 40 ans, déclare qu'il n'a pu constater cette contagion, comme on se l'imagine (1). Que l'on se le dise! Si l'on voit, fort rarement du moins, un de nos collègues frappé de la maladie qu'il a passé sa vie à à étudier, c'est qu'il y était puissamment prédisposé; car il y a lieu de s'étonner que le nombre en soit si petit, vu l'existence laborieuse, semée d'écueils, de déboires, de chagrins, de persécutions que beaucoup d'entre eux endurent de la part du public ou des confrères!

Quant aux mauvais traitements que l'on croit être le lot de nos pensionnaires, il serait inutile, sinon peu digne de s'en préoccuper davantage. La douceur et les procédés affectueux sont un des principaux éléments de notre codex, et nous agirions contre nos propres intérêts en les dédaignant. Ce serait souhaiter l'impossible, il est vrai, que d'espérer que les aliénés fussent dirigés de façon à s'éviter, comme représailles, les moindres sévices. Nos Sœurs ne sont pas des anges, nos Surveillants ne sont pas des saints. Mais, soyez persuadés que les pauvres gens seraient plus mal menés, même dans leurs familles, entre des mains inhabiles ou inexpérimentées, ce dont nous sommes à même de nous convaincre chaque jour.

Quoi qu'il arrive, c'est aux médecins ordinaires de juger de l'opportunité de l'Isolement curatif; et nous devons nous en

_____

(1) *Maladies mentales.* Tom. II. Pag. 440.

rapporter à leurs décisions, que nous supposerons toujours dic-
tées par la conscience, le désintéressement, l'amour du bien.
Heureux, s'ils peuvent persuader leurs clients de l'utilité de
cette mesure; surtout lorsqu'ils auront affaire à des malades
qui ne déraisonnent pas, et que l'on ne peut — dès lors —
se résoudre à considérer comme Aliénés. Déplorable illusion,
dont il serait si avantageux de désabuser le public, et les
magistrats en particulier.

On croit avoir tout dit, triomphé de tout argument, lorsqu'on
objecte au jury que telle personne n'est pas folle, puisqu'elle
parle avec justesse, répond avec sens, dissimule avec tactique,
complote avec habileté, agit dans un but intéressé! Hélas,
vous qui pensez ainsi, venez à la Madeleine ou à St-Georges;
il ne faut qu'une promenade pour vous dessiller les yeux. Point
de phrases, point de rhétorique; de l'évidence, et des faits. Nous
vous montrerons une centaine de ces malheureux, — que vous
condamneriez au tribunal — et dont vous frémiriez d'enten-
dre ordonner la sortie, après les avoir étudiés. Les uns sont
des gens qui ne peuvent vivre en société, et qui en sont le
fléau, — les autres des meurtriers, des voleurs, des libertins ;
ayant des dehors honnêtes, une conversation suivie, une dia-
lectique souvent exercée, une diction même choisie, une logique parfois des plus rigoureuses. Ceux de messieurs les jurés,
qui auront bien voulu nous accompagner dans cette excursion,
pourront siéger avec connaissance de cause aux Cours d'assises
devant lesquelles une question de cette nature les aura requis
pour juges.

Maintenant, qu'on ne s'attende point à ce que j'essaie de
relever la méprise — accréditée auprès des fats, des ignorants
ou des personnes incompétentes — que la thérapeutique mentale n'existe pas.

Je laisse ce soin à plus zélé, ou plus courageux que moi.

D'après les lois reconnues, les chiffres énoncés, les démonstrations déduites, il doit être évident, (pour ceux qui ont daigné me prêter quelque attention,) qu'il règne, au sujet de la Folie, une foule d'erreurs et de préjugés retardant les progrès de la science, paralysant nos efforts, et portant un préjudice considérable aux patients. Ces erreurs et ces préjugés reposent sur l'ignorance pratique, et l'éloignement qu'inspire une sérieuse observation. C'est un devoir pour nous de les combattre, de les dissiper, de les détruire.

Puissé-je, en les signalant, avoir accompli une partie de ma tâche ! Puisse une plume mieux autorisée et plus habile que la mienne bientôt la reprendre, et finir ce que je n'ai su qu'imparfaitement ébaucher !

VIII.

Comment ralentira-t-on la crue manifestement ascendante des Aliénations mentales ?

De deux manières : l'une, que nous avons indiquée ailleurs (1), et qui consiste à donner à notre génération une éducation physique plus mâle en même temps qu'une éducation morale plus religieuse; — l'autre, que nous venons de laisser entrevoir, et qui consiste à prévenir les défaillances de la sensibilité chez les malheureux qui ont eu le bonheur de recouvrer la raison.

Dans aucun siècle, comme le nôtre, on n'a parlé de progrès, de charité, de fraternité; puisqu'on l'inscrivait naguères sur le frontispice des monuments et des temples. Partout s'élèvent des hospices pour les Vieillards, pour les Infirmes, pour les Aveugles, pour les Orphelins, — pour ceux enfin que la

(1) **Deuxième Étude de médecine mentale.**—*Des Causes*. Page 119.

nature a traités en marâtre ou punis sévèrement dans sa justice réservée. Partout on entend parler d'extinction du paupérisme, de congrégations pieuses qui se dévouent aux mourants, aux malades, aux insensés. Partout enfin, se forment des associations mutuelles, associations de prévoyances, maisons de convalescence. Eh bien! je regarde autour de moi; et si, dans cette ville même, remarquable par ses institutions bienfaisantes, — où l'on voit des abris pour chaque infortune et pour chaque misère — il y a quelque chose qui m'étonne... c'est de ne rien trouver pour les Aliénés renvoyés, ou ceux à qui des nécessités financières ferment la porte de nos maisons de santé.

On rit beaucoup dans le monde, quand on parle de la Folie, de cette épée de Damoclès suspendue sur nos têtes; que celles-ci se cachent sous le chaume ou sous les lambris dorés. Et cependant, oui, je ne crains pas de le dire, il n'y a probablement pas cent familles, ici, qui puissent affirmer avec orgueil qu'elles ne comptent un de leurs membres piqués par ce ver rongeur. Quelle que soit la manière dont on acceptera cette proposition, je la maintiens : *Mihi, nec Otho, nec Galba, nec Vitellius, sed veritas.*

Les Asiles d'Aliénés regorgent; et malgré la sollicitude des gouvernants ou la prévoyance des législateurs, la moitié des Insensés attend, — à son préjudice — une place que souvent elle convoitera toute sa vie! Il n'est pas un de mes collègues qui ne soit prêt à m'appuyer de son autorité, et à vous dire avec moi que leur population s'accroît dans une progression épouvantable.

Lorsque j'entrai à Auxerre, j'y trouvai 250 malades, qui étaient au nombre de près de 400 à mon départ. Je suis venu à Bourg, même augmentation proportionnelle; et M. Artaud, à l'Antiquaille de Lyon, a observé le même phénomène, ainsi qu'il me l'assurait récemment. Il en est ainsi dans toute la France.

Vous me répondrez peut-être qu'un tel afflux de clients est un éloge enviable, parce qu'il témoigne du plus de confiance que nous inspirons; mais ne prouve pas leur l'augmentation générale.... A cela, je n'ai qu'un mot à répondre : les fous errent moins dans nos rues et dans nos champs, mais ne sont pas moindres au sein des familles.

Or, je vois deux intérêts radicaux à prévenir l'extension de la Folie par les récidives et la misère, — deux intérêts qui doivent primer les autres, et qui sont comme les pivots de la société : La charité et l'argent; l'âme qui compâtit, et la main qui donne. Ceux qui resteront insensibles aux arguments de la première, sont ceux qui seront forcés d'accepter ceux du second.

Ici, messieurs, je m'explique.

Si vous demeurez indifférents à l'augmentation de vos fous, vous n'écouterez pas sans attention la progression numérique de vos dépenses.

Or : plus le nombre des Aliénés sera grand, plus le chiffre de vos dépenses sera élevé, plus votre budget sera grevé, plus vos impôts seront lourds, plus vous vous créerez de charges.

Vous savez aussi bien que moi quelles sont les dispositions de la loi. Il n'est aucun de vous qui l'ignore : l'Aliéné dangereux doit être séquestré; et sa pension, si la famille est trop pauvre, est supportée soit par le département, soit par la commune, soit mi-partie par le département et la Commune; — ou, si la famille a des ressources, par elle seule ou avec ces divers tuteurs en commun.

Si donc vous trouvez les moyens de réduire la multitude de ces malheureux, vous trouverez par là les moyens d'alléger le chapitre du budget relatif à leur entretien, et diminuer l'allocation annuelle votée par le Conseil général —mais prélevée sur vos fonds.

Or, il est clair que les frais occasionnés par une *Société de patronage* seraient infiniment inférieurs à ceux du total des pensions pour un même chiffre d'aliénés, dans l'Établissement spécial.

Non pas que l'entretien des mêmes personnes fût moins coûteux à domicile, (quoique la pension des indigents soit bien modeste); mais parce que la quantité des personnes à secourir serait moindre, et que l'argent déboursé fournirait une addition beaucoup moins considérable.

Appelez cela, si vous voulez, une recette relative.

Que, par exemple, vous ayez 50 femmes par an à placer à la Madeleine, à raison de 400 francs. Croyez-vous qu'en abaissant ce nombre — par le moyen indiqué — à 25 ou 30, vous ne réduirez pas la somme du crédit imputé d'ordinaire sur la bourse publique; quand vous auriez, pour les 25 ou 30 autres, éliminés par votre prévoyance, déboursé 4 ou 5 mille francs ?

Et je mets ici de côté la question philanthropique, car elle serait d'un grand poids dans la balance. Je serais en mesure de vous rappeler ce qui a été dit avant moi, dans d'analogues circonstances : Quoique le législateur ait fait pour les aliénés beaucoup plus que pour les autres infortunés, quoiqu'en leur ouvrant des asiles régulièrement organisés, il leur ait en quelque sorte constitué un droit à l'assistance, —l'application de ces dispositions réclame encore l'intervention de la charité privée, qui, sous la forme d'un patronage actif et intelligent, doit féconder les ressources fournies par la charité publique.

Mais, me demanderez-vous, quel sera le rôle de cette œuvre, dont vous exaltez les avantages?·

Eh! messieurs, quel est le rôle des œuvres pieuses ?

Soulager la disgrâce et consoler la douleur, procurer du travail aux oisifs, alléger la peine des chefs de famille, donner à quelques-uns la possibilité de se traiter jusqu'à rétablissement,—et surtout, surtout, retenez-le-bien (car c'est là la source du plus grand nombre des causes), renouer les liens de famille, qui tendent de plus en plus à se rompre, et rétablir l'harmonie qui y préside. Enfin, comme couronnement, elle réagira contre l'indifférence des parents, plus grande qu'on ne le suppose ; elle concourra à détruire les erreurs et les préjugés dont je vous ai entretenus, — en obtenant les admissions immédiates dans nos Asiles, en éclairant les médecins sur les causes de l'Affection, en prévenant les séquestrations arbitraires déterminées par l'ignorance ou la cupidité, en éclairant l'Administration sur les ressources du malade et sur ses relations, en instruisant les familles elles-mêmes sur les funestes conséquences d'une interdiction inopportune ou anticipée, en permettant la sortie, lorsqu'elle aura été obtenue ; mais empêchée par un dénuement pécuniaire (1).

La Société dont je vous parle, vous le voyez, aurait un but éminemment moralisateur; car c'est dans les moyens moraux, et d'abord dans ceux qu'inspire le cœur, que doivent se puiser les meilleurs remèdes, les plus sûrs médicaments; comme l'ont si bien exprimé Baglivi (2), Sauvages (3), Réveillé Parise (4), et autres médecins célèbres. *Medici non sint toti in curarum sordibus.* (Bacon.)

---

(1) Il arrive souvent que les Aliénés guéris ne peuvent être rendus à la liberté, parce qu'on ne sait à qui les confier ou les recommander.

(2) *Médecine pratique*, chap. XIV.

(3) *Nosologie méthodique*, classe XXV.

(4) *Essai de thérapeutique morale.* 1841.

Vous préviendrez plus d'insomnies, vous dissiperez plus de maux de nerfs, vous calmerez plus de souffrances avec un mot affectueux, un encouragement à propos, une sollicitude bien comprise, — chez les gens accoutumés à l'oubli, au malheur, au dédain, — qu'avec les pilules les plus soporifiques, les potions les plus sédatives, les élixirs les plus hilarants qui, selon la spirituelle expression de Sauvages, n'égaient ordinairement que ceux qui les vendent.

On connaît ce trait de Bouvard, qui pourtant ne passait pas pour une nature trop sensible. Professeur de médecine au collége royal de France, sous Louis XV, ce praticien très-fameux voyant dépérir un de ses amis qu'il savait amené là par des embarras financiers que celui-ci lui cachait, formula cette ordonnance dont l'effet fut d'une merveilleuse efficacité : « Bon pour trente mille francs, à toucher chez mon notaire. »

Que sont donc le plus souvent ces maladies indescriptibles et inclassifiables, aux caractères vagues et indéterminés, qui déroutent le diagnostic le plus exercé, comme la thérapeutique la plus active; si ce n'est l'expression d'une cause morale trop fréquemment méconnue ?

> *Mentem sanari corpus ut ægrum*
> *Cernibus, et flecti medicina posse videmus.*
>
> (Lucrèce.)

Rien ne serait plus facile que d'en accumuler les exemples.

Je ne vous demande point, à l'imitation de Bouvard, de prêter votre argent aux Aliénés. Non, cent fois non. La question n'est pas assez mûre pour que le mot seul n'excite un malicieux sourire, ou ne vous fasse craindre de vous compromettre.

Je viens vous dire : vous êtes encombrés d'Aliénés ; voilà un des moyens propres à en restreindre le nombre, sans nuire à vos intérêts matériels, et en effectuant une opération bien entendue, une spéculation chrétienne.

Essayez-le, et veuillez y réfléchir.

La chose n'est point sans précédents. Je n'aurai pas même le mérite de la priorité, et peut-être même pas celui de l'initiative. La loi, en Belgique, fait (depuis sa promulgation qui date de plus de 20 ans) une obligation aux Commissions provinciales de surveillance de patroner les Aliénés guéris (1).

Mais je connais assez vos sentiments, pour espérer que j'aurai des intelligences dans vos cœurs. La patrie temporaire d'un Vincent-de-Paul, qui a déjà tant fait pour la misère, ne restera pas sourde aux gémissements de la plus cruelle, de la plus terrible des infortunes.

Je ne puis, messieurs, terminer ces plaintes, déjà trop longues, sans vous entretenir d'autres malheureux, naguères encore regardés comme des parias ; aujourd'hui entourés des égards, des soins dûs à une disgrâce imméritée.

Je veux parler des sourds-muets.

Les sourds-muets, vous le savez, doivent leur infirmité,

(1) La première idée de l'institution du patronage nous vient d'Allemagne, de l'Asile d'Eberbach, (duché de Nassau), et date de 1829. En France, elle n'a été inaugurée que treize ans plus tard par M. Cazauvieilh ; et le premier département qui les a vus fonctionner a été celui du Bas-Rhin, à Strasbourg, sous l'impulsion de David Richard. Celle de Paris fut fondée, la même année, sous la présidence du duc de Liancourt ; mais ce ne fut qu'en 1845 qu'on la vit fonctionner et commencer. M. Morel a beaucoup contribué à la création de celle de Nancy.

pour la plupart, à des affections nerveuses généralement cérébrales, aux Affections typhoïdes à caractère ataxique. Ce sont,
heureusement, ceux qui offrent le plus de ressources. Vous
savez aussi que l'arrêt de développement des deux principaux
organes de la pensée coïncide avec l'arrêt de développement
des hautes facultés de l'âme.

Eh bien ! de l'aveu des hommes les plus compétents — de
l'Epée, Berthier, Sicard, Piroux, Menières, — sur la déclaration
de ceux qui se vouent à l'éducation de cette classe (entre autres
des honorables abbés Subtil et Morier, vos compatriotes) statistiques officielles à la main, les enfants sourds-muets à qui n'a
pas été accordée une instruction propice, tombent dans la
dégénérescence qu'on nomme l'Imbécillité, forment des êtres
dangereux pour la société autant qu'inutiles pour eux-mêmes.
Or, messieurs, que deviennent-ils ? Ils vont augmenter le
nombre des incurables dans les hospices, celui des Insensés
dans les Asiles, ou celui des accusés près les Assises.....

Prévenir cette nouvelle cause d'aliénation mentale est un
devoir pour vous et pour moi, une obligation pour tous.

Je crois donc que vous feriez une œuvre philanthropique
des plus méritoires, en étendant le bienfait du patronage aux
sourds-muets, que vous avez reconnus depuis longtemps dignes
de votre intérêt, dignes de la commisération publique.

L'Institution, dans une sphère plus large, serait appelée à
agrandir le cercle de l'aumône, doublerait ses forces par la
multiplication des adhérents, et accroîtrait ses ressources financières par l'approbation du Pouvoir dont on obtiendrait
vraisemblablement l'appui ; maintenant surtout que vous avez
à la tête de votre municipalité un homme qui a double qualité
pour vous comprendre.

Une expérience de chaque jour démontre, d'ailleurs, que
loin de gêner en rien l'administration des hospices, elle leur

serait de la plus grande utilité; en achevant ce que celles-ci ont commencé, en perfectionnant ce que, malgré leur bonne volonté, elles n'ont pu qu'ébaucher ou élaborer.

Et puis, enfin, messieurs, comptez-vous pour rien la gloire d'une réputation aussi chrétienne que celle d'être appelée la cité reine des aumônes? Les Établissements des Orphelins, de la Providence, des Incurables, de l'Hôtel-Dieu, de Bel-Air, de la Charité, de Saint-Georges, de la Madeleine, donnent-ils à votre ville moins d'honneur et d'importance que son industrie et que son commerce; ne sont ils pas au contraire les fleurons les plus précieux de sa couronne?

L'aristocratie de l'or peut perdre son éclat, celle du nom son prestige, celle de la science son crédit; l'aristocratie de la charité ne périt jamais! Les familles comme les individus, les cités comme les provinces ne s'anoblissent que par la générosité et le dévouement.

Que la ville de Bourg demeure donc toujours l'ancienne capitale de la Bresse, pour les grandes idées, la bienfaisance, la piété.... Et quelles que soient les fautes dont elle s'est rendue coupable, ou les vices qu'elle recèle, qu'on puisse jusqu'à la fin lui appliquer ces paroles du Christ à la Pécheresse, — dans une sphère, il est vrai, de sentiments différents — ces paroles d'amour, de pardon, et d'indulgence :

« Il lui sera beaucoup donné, parce qu'elle a beaucoup aimé. »

Dr P. BERTHIER.

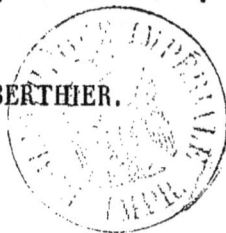

TABLE DES MATIÈRES.

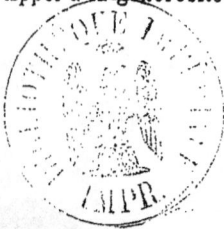

25